图解口腔美学种植修复临床规范

牙科比色操作手册

主 编 王 剑　　总主编 于海洋

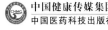

中国健康传媒集团
中国医药科技出版社

图书在版编目（CIP）数据

牙科比色操作手册 / 王剑主编 . — 北京：中国医药科技出版社，2023.3

（图解口腔美学种植修复临床规范）

ISBN 978-7-5214-3796-6

Ⅰ . ①牙… Ⅱ . ①王… Ⅲ . ①种植牙－技术手册 Ⅳ . ① R782.12-62

中国国家版本馆 CIP 数据核字（2023）第 042892 号

美术编辑 陈君杞

版式设计 也 在

出版	**中国健康传媒集团** | 中国医药科技出版社
地址	北京市海淀区文慧园北路甲 22 号
邮编	100082
电话	发行：010-62227427 邮购：010-62236938
网址	www.cmstp.com
规格	787×1092mm ¹/₃₂
印张	4
字数	74 千字
版次	2023 年 3 月第 1 版
印次	2023 年 3 月第 1 次印刷
印刷	三河市万龙印装有限公司
经销	全国各地新华书店
书号	ISBN 978-7-5214-3796-6
定价	**49.00 元**

获取新书信息、投稿、为图书纠错，请扫码联系我们。

内容提要

　　本书是《图解口腔美学种植修复临床规范》之一。本书通过大量图片系统介绍了牙科比色的理论、比色的操作要点、常用比色工具以及比色照片拍摄等知识，希望通过图文并茂的形式，浅显易懂地教会广大口腔医生进行比色操作，最终得到颜色逼真的修复体，使得临床美学修复的效果不断提升。本书主要供全国各级医疗机构口腔医师、修复工艺技师、口腔护士，以及口腔专业研究生、进修生参考使用。

丛书编委会

总 主 编 于海洋

编　　委（以姓氏笔画为序）

本书编委会

主　　编　王　剑

副 主 编　裴锡波　陈俊宇　张　鑫

编　　委（以姓氏笔画为序）

　　　　　王　旭　王　剑　王　亮　王晓晨

　　　　　冯　豪　孙　云　李如意　张　鑫

　　　　　陈小瑄　陈俊宇　陈奕帆　徐正一

　　　　　裴锡波

序

　　随着社会的进步和生活水平的持续提高，广大人民群众对美观和舒适度高的口腔美学种植修复的需求也不断提高。为了更好地服务人民的口腔健康，我们组织编写《图解口腔美学种植修复临床规范》口袋书，旨在帮助规范和提高基层口腔工作者的服务能力和水平。

　　作为口腔医学的热门领域，口腔美学种植修复新技术飞速发展。这也给医务工作者的临床工作提出了更高的要求。提高口腔医生整体素质，规范各级医疗机构医务人员执业行为已经成为业界和社会关注的热点。《图解口腔美学种植修复临床规范》口袋书的编写与出版旨在对口腔医生、修复工艺技师、口腔护士的医疗行为、制作设计、护理技术提出具体要求，在现有专业共识性认知的基础上，使日常口腔美学种植修复流程做到科学化、规范化、标准化。

　　本丛书为小分册、小部头，方便携带，易于查询；内容丰富，基本涵盖了口腔美学种植修复中的临床基本治疗规范及临床新技术，从各辅助工具如口腔放大镜、显微镜、口扫面扫、HE架及各类种植修复常见设备，到各类临床技术如美学修复预告、比色、虚拟种植、骨增量技术，再到常见的瓷美学修复如瓷贴面、瓷嵌体、瓷全冠的临床修复技术。

本丛书主要由近年来崭露头角的中青年临床业务骨干完成，他们传承了严谨认真、追求卓越的精神，从临床实践出发，聚焦基层临床适宜技术的推广，以科学性、可及性、指导性为主旨，来规范口腔美学种植修复的主要诊疗工作，方便全国各级医疗机构的口腔医务人员在临床实践中参考应用。

因学识所限，本丛书难免存在疏漏之处，真诚希望广大读者提出宝贵意见和建议，以便今后进一步修订完善。

最后感谢国家口腔医学中心、四川大学华西口腔修复国家临床重点专科师生对本套丛书的大力支持！

于海洋

2023 年 1 月

前　言

　　随着美学修复的发展，对天然牙颜色的复制和再现成为美学修复成功的必备要素。一个连颜色都不协调的修复体，即使形态再逼真，功能恢复再完美，患者也是不会满意的。在临床上获得一个准确的颜色信息看似简单，实际对医生要求很高，需要按照特定流程，反复训练才能实现。本书针对比色这一临床常见操作，通过大量图片系统介绍了比色的理论、比色的操作要点、常用比色工具以及比色照片拍摄等知识，希望通过图文并茂的形式，浅显易懂地教会广大口腔医生进行比色操作，最终得到颜色逼真的修复体。

　　本书共分七个章节，从比色的概念和理论基础开始，进一步介绍了天然牙的颜色特点；在比色操作部分，从比色的操作要素开始，系统介绍了常用比色板以及电脑比色仪的使用方法和注意事项，这也是本书的重点内容；最后介绍了个性化比色和比色照片拍摄的方法，为临床上完成高标准、高精度比色提供了参考。为更突出临床操作性，本书并未花过多篇幅对理论知识和不常用比色板、比色仪进行介绍，尽量将本书做成一种图谱式操作手册，目的就是让临床医生能快速掌握牙科比色的方法，能像查字典一样方便地查询到市面上常用比色板或比色仪的使用方法。

在本书编写完成之际，衷心感谢南方医科大学陈奕帆主任医师对本书的大力支持！由于水平所限，书中难免会有不足或疏漏之处，敬请广大读者和同道批评指正。

编　者

2023 年 1 月

目 录

第五章

常用比色仪及使用方法

第六章

个性化比色

第七章

比色照片的拍摄

第一章

概　述

一、牙科比色的概念

在临床工作中如何准确地记录和表达天然牙的颜色信息，是口腔修复医生一直以来面临的重要问题。修复体能否"以假乱真"，除了对其解剖形态的准确把控外，还需要医生将患者口内天然牙的颜色信息准确地记录并传递给技师。一般而言，牙科比色主要分为常规比色法以及仪器比色法。

二、颜色的相关理论基础

医生要熟悉颜色相关的基础理论以及不同表色体系中各个参数所代表的意义，知其然亦知其所以然，才能做好准确的牙科比色。

（一）颜色的产生及接收

光的本质是可见的电磁波，其波长 380~750nm，而这部分在电磁光谱中仅占据较小的一部分（图 1-1）。纯白光是由相对等量的电磁能量组成。当白光通过棱镜时，由于较长的波长比短波长弯曲（折射）得少，所以它被分成几种颜色（图 1-2）。

光从光源发出后，观察对象吸收、反射、透射或折射部分或全部光，未被吸收的光被视网膜上的视杆细胞与视锥细胞两种细胞所接收。视杆细胞主要负责暗环境下的视觉，对明度较为敏感；而视锥细胞主要负责亮环境下的视觉，对色相及彩度更为敏感。视锥细胞一般存在三种视色素，在接收到不同波长的光后，视色素吸收能量并发生化学反应，并通过多种神经元将信号传递至大脑，大脑对这些信号刺激形成特定的反应，色觉就这样产生了（图1-3）。

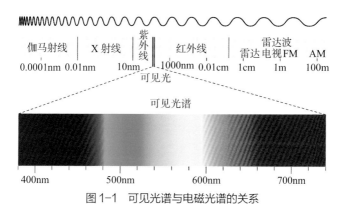

图1-1　可见光谱与电磁光谱的关系

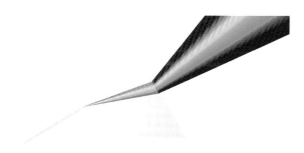

图1-2　白光通过棱镜被分散为单色光

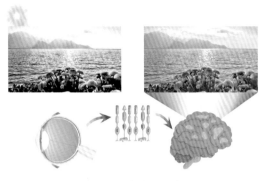

图1-3 色觉的产生

（二）颜色的基本属性

就像三维空间内的物体可以用长、宽、高三种物理形式描述一样，颜色有三种基本特征，分别是色相（hue）、亮度（value）、彩度（chroma）。

1. 色相 也称色调，是颜色的名称，即颜色间相互区分的特征，共有七种基本色调：红、橙、黄、绿、蓝、靛蓝、紫。色相可以是原色，也可以由原色组合而成。色相主要取决于物体反射或投射的光的主波长，波长越短，色相越接近光谱的紫色部分；波长越长，越接近红色部分。牙齿的色调主要由其表面反射光的主波长决定。

2. 亮度 又称明度，是色调中亮与暗的相对量。取决于物体反射或透射光线的能力。物体能够反射或透射光线的比率高，物体的明度就高；反之，明度就低。物体"表面色"的明度取决于光的反射率。

反射率 = 反射光的强度 / 入射光的强度

为了便于理解，我们可以将同色相、不同明度的颜色，想象为在中间色里掺入黑色或白色所得到的效果，掺入白色明度升高，掺入黑色明度降低。

在人的视网膜上，视杆细胞的数量较多，且在暗环境下更为敏感。在口内，光照不足环境较暗，因此对明度更为敏感的视杆细胞发挥主要作用。这也是为什么某些比色系统推荐先确定明度。此外，亮度过高的修复体很容易被人识别出，这也是临床中常遇到的问题。

3. 彩度　又称饱和度（saturation）、浓度、纯度、艳度等，指颜色的强度、纯度，即颜色的浓淡程度。例如，某种红色与某种淡粉色可能具有相同的色调，但是红色具有更高的饱和度，而淡粉色只是将该种红色的饱和度调低。

为了便于理解，我们可以将同色相、不同饱和度的颜色，想象为在纯色中加入同明度的灰色，随着灰色的加入，色调与亮度不会改变，而颜色会越来越暗淡，即饱和度降低。

（三）颜色的表达与传递

为了能准确地将得到的颜色数据在计算机及打印机上表达与传递，需要借助表色系统将颜色数据量化。下面将介绍几种常见的表色系统及其参数所代表的意义。

1. 孟塞尔颜色系统（Munsell Color Order System）是美国艺术家阿尔伯特·孟塞尔在 1898 年创立的颜色

描述系统，也是当下临床比色的主要依据，它用色相、明度、色度三个指标描述颜色。

孟塞尔体系中共有 5 种基本色相：红（R）、黄（Y）、绿（G）、蓝（B），紫（P）以及 5 种间色：黄红（YR）、黄绿（YG）、蓝绿（BG）、蓝紫（BP）、红紫（RP）。它们两两之间再进行 10 等分，以 1~10 表示每个刻度，例如，黄色可被分为 1Y、2Y、3Y……10Y。每个色相的 5 号色作为该色的代表色，如：5Y。空间中的垂直轴表示明度，越靠上明度越高，越靠下明度越低。明度由黑至白可分为 0~10 共 11 个梯度。在等色相面上，水平方向表示色度的变化。各个色相的最高纯度值并不相同（图 1-4）。

天然牙的色相一般为 Y 和 YR，范围为 6YR~9.3YR；明度在 4~8 之间，而色度值范围通常为 0~7。

2.CIELAB 表色系统　是国际照明委员会（International Commission on Illumination，CIE）在 1976 年所定义的颜色空间，是表达色彩范围最大体系，也是多数比色仪内置的表色系统，它将颜色表示为 L*，a*，b* 三个值。

L* 值表示颜色的明度，0 表示黑色，100 表示白色；a* 值对应红色(+a*)和绿色(-a*);b* 值对应黄色(+b*)和蓝色（-b*）（图 1-5）。该体系的优势在于可以根据以下公式定量计算总色差值 ΔE：

$$\Delta E = \left[(L*_{目标} - L*_{标准})^2 + (a*_{目标} - a*_{标准})^2 + (b*_{目标} - b*_{标准})^2 \right]^{1/2}$$

目前大多数学者认为 $\Delta E < 1.7$ 时，肉眼不能察觉修复体与天然牙间的差异。有研究显示中国人牙齿的色度范围是：L* 为 60.77~86.68，a* 为 –0.42~4.80，b* 为 9.90~25.65。

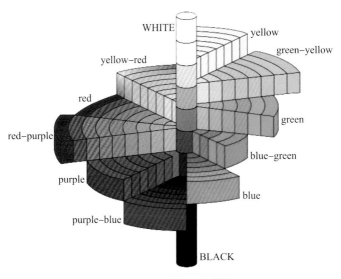

图 1-4　孟塞尔颜色空间

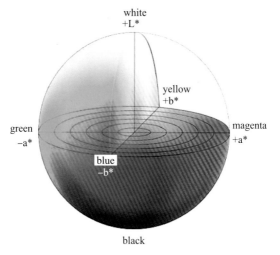

图 1-5 CIELAB 颜色空间

第二章

天然牙的颜色特点

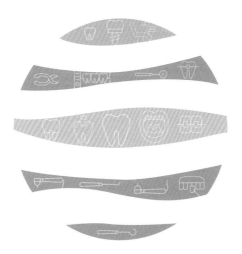

天然牙的颜色效果是由其独特的组织结构和形态特征所决定的，而且会受到多种因素的影响。光线在牙釉质与牙本质这两种不同介质和界面发生的复杂变化、牙齿表面形貌的多样性、加上外源性因素对牙齿结构和成分的影响，使天然牙的颜色具有多样性。天然牙主要具有以下几种颜色特点。

一、半透性

天然牙的硬组织外壳是由牙釉质与牙本质构成的双层结构。牙釉质较为透明、基本无色，而牙本质则是半透明的黄色组织，二者复合在一起，构成了天然牙多变且有深度感的半透明性。牙釉质中无机物主要由羟基磷灰石构成，其复杂的晶体排列顺序，使光在照射釉质层时产生选择性漫反射，导致牙齿产生相对的透明感和光泽度。牙本质则呈淡黄色，光线照射至深部牙本质时，产生反射或折射。由于牙齿各部分硬组织厚度的不同和牙体结构的多样性，引起入射光在不同界面中的反射和透射，构成了天然牙的"双层结构颜色效应"，使牙齿的颜色和半透明感具有多样性（图 2-1）。

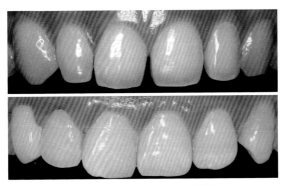

图 2-1　不同天然牙的半透性

二、荧光效应

荧光是指一种外界光导致激发光的冷发光现象。天然牙也具有荧光效应，其在紫外线或黑色光源照射后，能发出蓝白色光（图 2-2）。荧光灯、照相机闪光灯和娱乐场所的一些人工光源发出的光具有紫外光成分，能引发牙齿的荧光效应，因此，修复体应尽量模拟天然牙的荧光效应，以达到在各种光源环境下以假乱真的效果。

天然牙的荧光效应主要是由牙齿中的有机蛋白质复合物引起的，由于牙本质中色氨酸等物质的存在，牙本质的荧光效应比釉质要强得多，故牙齿的荧光性与牙釉质/牙本质的构成比例和结构特点密切相关。同时，天然牙的荧光强度伴随年龄呈线性增强趋势。因此，天然牙的荧光效应同样具有多样性。

11

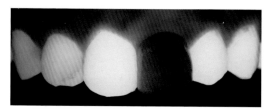

图2-2　天然牙与修复体的荧光性对比

三、乳光性

乳光性是材料的一种光学性能，乳光材料内有一些的折射率高于基质材料的微粒分散在半透明的基质中。当其折射率常数（高折射指数与低折射指数之比）大于1.1时，材料就具有乳光效果。比如，自然界中的蛋白石在反射光下会出现乳蓝色，而在透射光下则会出现橙红色。天然牙釉质呈现半透明特性，且有着与蛋白石相似的内部结构，对于射入牙釉质的光线，其能够增强波长较短的光线，而这些光线进入人眼时，会产生切端灰蓝色或琥珀色的光晕，这便是天然牙的乳光性。

天然牙的乳光性同样具有多样性（图2-3），其与切端的形态及牙齿的生长叶关系密切，例如，当灰蓝色光晕随着切端变化，在视觉上强化了生长叶乳突，可形成乳突状光晕；切端的垂直细沟槽有助于形成梳齿状光晕等。

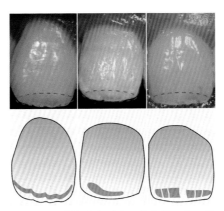

图 2-3　天然牙的乳光性（左到右：乳突状；窗口状；梳齿状）

四、颜色的增龄性改变

天然牙的颜色会随着年龄的改变而发生变化。随着年龄的增加，牙本质小管逐渐狭窄，管周牙本质发生矿化，牙本质透明度降低；牙齿磨耗使牙釉质表面逐渐平滑，牙齿表面对光线朝各个方向的反射降低，导致牙齿的光泽度伴随年龄增加而下降；牙本质的矿化和继发性牙本质的形成，导致天然牙的色相发生变化；其他的一些原因，如牙齿切端的磨耗、食物色素沉积、烟斑、金属离子、菌斑堆积等，都能引起天然牙颜色的增龄性变化。

天然牙的颜色随着年龄的增长呈现出一定的规律性（图 2-4），比如，天然牙的明度与年龄呈负相关关系，随年龄增加而色泽变暗；伴随年龄增加，继发性牙本质

13

逐渐生成占据牙髓腔空间，牙齿的颜色由红色趋向于黄绿色。

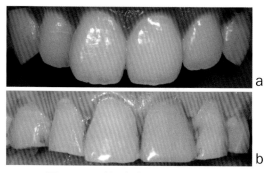

图2-4　天然牙颜色的增龄性变化

a.青少年；b.老年

五、颜色与牙位的关系

　　天然牙的颜色与牙位有着较为密切的关系（图2-5）。于前牙区域，中切牙的亮度最大，尖牙的亮度最小，中切牙与侧切牙的颜色区别不明显，尖牙的饱和度最高，因此尖牙在前牙中色泽低，颜色最深。后牙与前牙相比，牙齿的颜色逐渐变深。天然牙的颜色在同一个牙的牙面上也存在部位的特异性，牙齿的中1/3亮度较大，而牙颈部饱和度最大，切端饱和度最小。

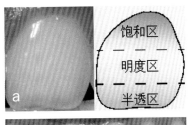

图 2-5 天然牙颜色与牙位的关系

a. 同一牙面的不同部位

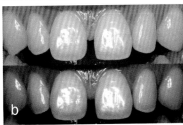

b. 中切牙 - 尖牙的变化

六、颜色与牙齿表面质地及形貌的关系

天然牙表面具有复杂的质地和形貌，与牙面的色调、饱和度及半透性息息相关。在光滑度高的牙面上，全反射起主要作用，牙齿会呈现更高的明度；相反，在粗糙度高的牙面上，较强的漫反射会减少牙齿的明度（图 2-6）。

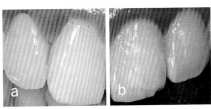

图 2-6 天然牙颜色与牙齿表面质地的关系

a. 表面光滑的；b. 表面粗糙的

七、个性化特征

天然牙除了具有上述复杂的颜色变化外，一些特殊的牙齿还能表现出个性化的视觉特征，如氟斑牙、死髓牙、矿化不全的牙齿、四环素牙等，都具有独特的颜色特征。对于死髓牙，由于血红素的沉积，牙齿颜色变暗，呈现深灰色或者深棕色（图 2-7）；对于氟斑牙，伴随氟斑牙程度的加深可呈现出不同的颜色特点，症状较轻的氟斑牙表面呈现云雾状的白垩色，而当氟斑牙继续加重，牙齿表面则会呈现出黄色、褐色的斑纹（图 2-8）；对于四环素牙，则以黄色为主，也可呈现灰、褐、棕色等色调（图 2-9）。

图 2-7　死髓牙

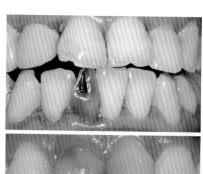

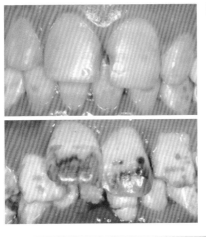

图 2-8 氟斑牙

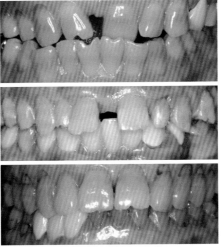

图 2-9 四环素牙

由此可见，天然牙主要具有半透性、荧光性、乳光性、增龄性变化等多种颜色特征，某些特殊的牙齿也能表现出个性化的颜色特征。已有文献报道，需要用400多种颜色才能全面描述天然牙的各种颜色。如何再现天然牙的颜色特征，是十分具有挑战性的、也是在美学修复过程中饱受医师和患者高度关注的问题。因此，在精确把握天然牙颜色特征的基础上，熟练运用牙科比色相关技巧是十分重要的，在接下来的章节中，将围绕如何正确进行牙科精准比色进行更加详细的阐述。

第三章

牙科比色的几大要素

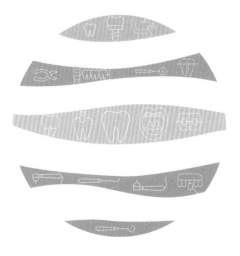

第一节

比色光源

视觉比色是临床上最广泛使用的方式，其对光源要求较高，不同光源下比色的准确性和可重复性存在显著差异。

理想光源的基本要求包括适宜的色温，足够的显色指数，适宜的光照强度（图 3-1）。色温与光色密切相关，色温高，蓝、绿光成分多，光色呈冷色调；色温低，则橙、红光成分多，光色呈暖色调（图 3-2），理想的比色光源色温为 5500 K（开尔文），此时光色呈中性，色调不向冷或暖色调偏移。光源的显色性是光源再现物体颜色的能力，显色性好时，物体颜色失真小，通常用显色指数（Ra）来评价光源的显色性，用于比色的光源显色指数应达 90 以上，同时光照强度应为 1500 lx（勒克斯）左右。

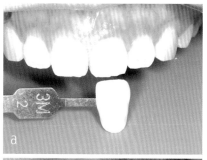

图 3-1　不同光照强度对比色的影响

a. 过亮的照明环境导致比色细节丢失，结果不准确

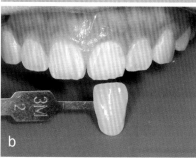

b. 适中的光照强度下，比色更准确

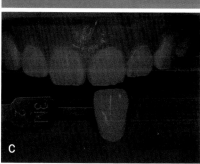

c. 过暗的照明环境导致比色困难

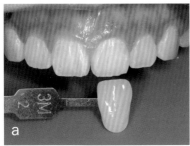

图 3-2 光源色温对比色
的影响

a. 自然光（5200-5500 K）

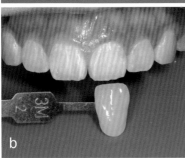

b. 白色光（6500 K）

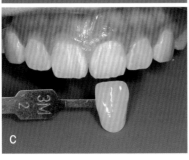

c. 白炽灯（2900 K）

　　国际标准 ISO 7491 中规定口腔材料色彩比较应使用朝南或朝北的多云自然散射光。通常牙科比色在少云晴天的自然光下完成，时间以上午 10 点 – 下午 2 点为宜，但操作性较差，在无自然日光条件时，可使用人工比色光源。多项研究证实，使用人工比色光源可获得比自然光更理想的比色结果，且技师与医师使用同样的人工光源可建立标准的比色和配色工作环境，有利于减少同色异谱现象。

观察者

临床比色是一个主观判断的过程，其受到观察者主观因素影响较大。包括：①年龄：随着年龄的增长，视网膜中央黄斑区的黄色素增加，晶状体变黄，因而导致人眼对黄色和白色分辨困难；②身体状态：疲劳状态下人眼对色调和饱和度的分辨能力降低，而情绪状态则可影响瞳孔直径，进而影响对颜色的辨别；③经验与训练：观察者经过比色训练，提高熟练程度可显著提高比色结果的准确性。

临床上，比色过程应由两名接受过比色知识和技能培训的专业医生进行比色，统一比色意见。医师手持比色板与患者保持约一臂距离，站在患者与光源之间，医生的眼睛与拟比色牙齿位于同一水平面，快速比色，观察时间不超过 5 秒（图 3-3）。如果难以挑选，可凝视一下蓝色卡片或中性色的比色板，待眼睛放松，再比色。

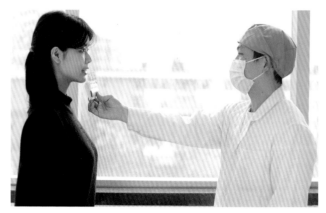

图 3-3　比色过程示意图

观察对象

　　观察对象包括：①天然牙；②比色背景：周围牙龈，邻牙，嘴唇，口腔软组织等结构；③比色环境：患者整体服饰及诊室环境。缘于色对比现象，相邻区域的不同颜色会产生相互影响，包括色调对比、饱和度对比和明度对比，从而对比色结果的准确性产生影响。

一、天然牙

（一）牙体预备前比色

对于牙面尚完整或部分完整的预备牙，最好在预备之前进行比色，以最大程度记录原预备牙的颜色和形态特征（图 3-4）。

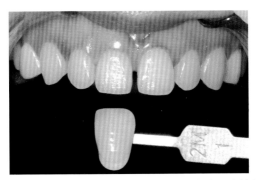

图 3-4　在牙齿预备前比色，记录原牙的颜色形态特征

（二）比色前清洁牙面

在比色前用抛光轮 / 橡皮杯抛光拟比色区，尽可能的彻底清洁牙面，去除软垢、烟斑、牙石等影响牙体真实色彩的各种干扰因素（图 3-5）。

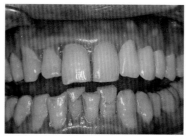

图3-5 牙体上的烟渍、色素、结石、软垢等掩盖了牙体本身颜色，应在比色前去除干净

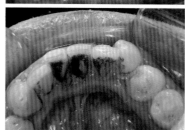

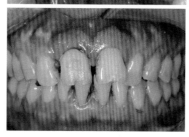

（三）比色主要参照牙中 1/3

多数情况下，牙颈部、中部、切端颜色并不一致，切端明度最高，颈部饱和度最高，受牙龈色影响，牙中 1/3 颜色最稳定（图 3-6）。因此比色时主要参照患牙中 1/3 区域选色，将其作为主体基调色，确定另两个区域的颜色。

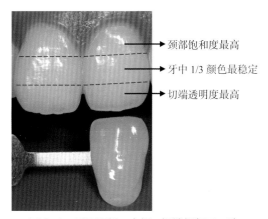

颈部饱和度最高

牙中 1/3 颜色最稳定

切端透明度最高

图 3-6　牙面颈部、中部、切端颜色不一致

二、比色背景

临床比色时，天然牙的颜色不可避免地受周围牙龈、嘴唇等组织的影响，牙齿颜色在不同牙龈背景下呈现略有不同（图 3-7），因此要求患者不穿颜色鲜艳的服饰，去除口红。为减小背景对比色的影响，个别比色板（如 Shofu NCC）还附带牙龈色板，比色时先选择颜色相近的牙龈色板，再将比色片置于牙龈色板中进行比色，以排除牙龈对比色片的干扰，实现更精准的比色（图 3-8）。

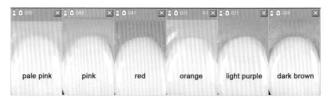

图 3-7　牙冠在 6 种人工牙龈颜色上的表现

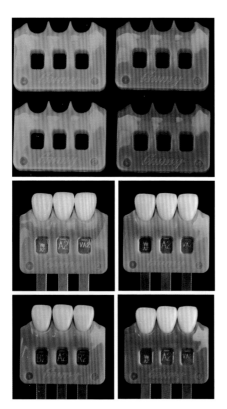

图 3-8　配合牙体比色片使用的牙龈色板，包括浅、中、较深、深 4 种不同颜色的牙龈色比色片基座

三、比色环境

恰当的诊室布置将有助于提高选色的准确性，诊室布置应简洁，不应有过分鲜艳的装饰，以白色墙面、灰色或灰白色地板为宜（图 3-9）。建议使用灰色或淡绿色的治疗胸巾，灰色椅套，最好能够用灰色治疗巾将染色浓烈的头发包住，因为灰色是中性色，不会影响眼睛对颜色的正确判断。

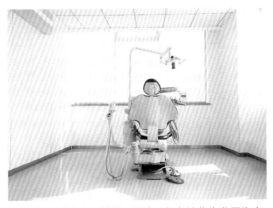

图 3-9　诊室布置简单，以白/灰色墙作为背景为宜

比色方法的选择

目前临床上用的比色方法包括比色板比色、比色仪比色、数码照相比色和口扫设备比色，这些方法各有利弊。

一、比色板比色

比色板比色因其操作便捷，灵活方便，价格低廉，便于携带，便于患者参与意见，比色牙位不受限制而被广泛使用（图3-10），但其比色结果会受操作者主观因素和周围环境影响，有时需配合使用数码相机进行色彩信息记录。另外，不同比色板的颜色空间分布、颜色覆盖范围以及比色片的分组排列方式不同，也可对临床比色结果产生影响，以下是几种常见的比色板（图3-11）。

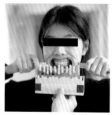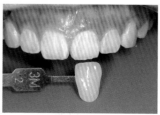

图3-10 比色板比色

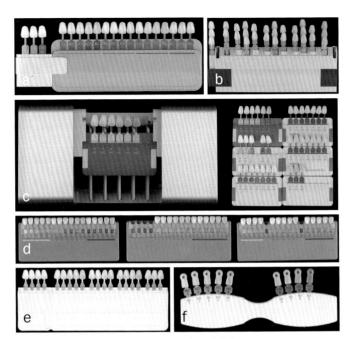

图 3-11　几种常见比色板

a. Vitapan Classical 16 色比色板；b. Vitapan 3D-Master 比色板；
c. Vitapan Linearguide 3D-Master 线性比色板；d. Shofu Vintage
Halo NCC 比色板；e. IVOCLAR Chromascop 比色板；f. 基牙比色板（IPS
Natural Die Material Shade Guide）

二、比色仪比色

比色仪根据其原理可以分为色度计型和分光光度计型比色仪。根据测量面积的大小可分为点测量型和全牙面测量型比色仪。比色仪的比色原理及结果相较比色板比色更客观：比色仪通过颜色采集装置将被测物体反射的光线收集并将此光谱信号依次转化为电信号和数字信号，计算机将数字信号进行分析转化为色度学指标，并计算出颜色标号，在数据库中匹配出最相近的瓷粉配方。据此原理得到的比色结果可重复性高，客观性好，可以不受医师主观因素和比色环境的影响，同时可以得到量化的色度学参数 L*a*b* 值（图 3-12）。但比色仪的价格较为昂贵，操作相对较复杂，需要对操作者进行培训，且无法顾及周边颜色的影响，如牙龈色、面色、唇色等。对个性化的牙色，如特殊色带和透明度的比色仍需辅助以目测及数码照片。

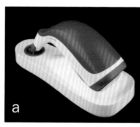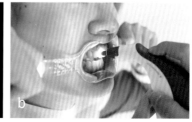

图 3-12　比色仪比色
a. VITA Easyshade V 比色仪；b. 比色仪比色过程

三、数码照相比色

随着计算机和数码技术的发展，通过计算机对数字图像的分析来测量牙色已可以实现，目前应用最广泛的是数码相机再配以图像处理软件（如 Photoshop 等）对牙色进行测量分析。在标准光源下，用数码相机对测牙或比色片进行摄影，将拍摄结果输入计算机，经图像处理软件进行色彩校正后，得到量化的色度学参数L*a*b*值（图3-13），并由此计算出与其最相近的比色片信息。

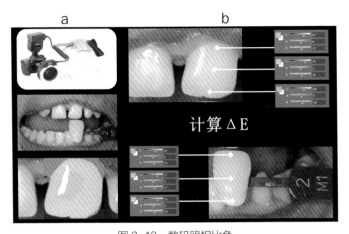

图3-13 数码照相比色

a. 数码相机摄影；b. Photoshop软件处理，得出其色度值

另外，采用数码相机进行色彩采集和传递是临床比色常用的辅助色彩采集手段，它的特点是在记录、保存、传递比色结果方面有显著优势，利于医患和医技的交流。对于特殊颜色牙齿及特殊牙体形态进行临床补偿，在比色时为技工传达更多的信息，也可以将比色片及天然牙的颜色转化为具体的L*a*b*值，使比色的结果更具客观性。但由于比色片和天然牙存在结构上的差异、数码照片拍摄条件的不同、摄影者的技术不一、数

码相机以及显示器设备的差异，以及 Photoshop 软件读取 L*a*b* 值时的精确度差异，且校色过程十分复杂，因此数码照片一般只用来作为比色结果的辅助，对临床比色结果未表现出的牙齿颜色形态信息进行补充，便于医技交流，而直接用数码照片来进行比色在临床上较少使用。

四、口扫设备比色

口扫设备比色是应用口内扫描仪扫描以获取数字化模型，应用智能化比色功能直接输出比色结果。口内扫描仪是真彩扫描，能够真实地捕捉牙齿的颜色，它可以同时获取所有牙齿及牙龈的颜色，将患者口腔内整体及局部的颜色展示在电脑屏幕上，运用系统中内置的临床常用比色板，得出比色结果（图 3-14）。由于口内扫描仪的比色功能使用并不广泛，因此目前尚无大量的临床研究数据表明其比色结果的准确性、可重复性和患者满意度。有研究认为口内扫描仪比色再结合人工比色板比色，其比色准确程度要高于单纯使用人工比色，但研究数据较少，有待未来更多研究验证。口内扫描仪通常结合 3D 打印使用，但由于可切削瓷块多为单色瓷块，且颜色种类相对较少，因此直接制作出的修复体颜色匹配性欠佳，需要借助上釉、外染等后续处理来调节修复体颜色，但在通透性和层次感上仍有较大问题。

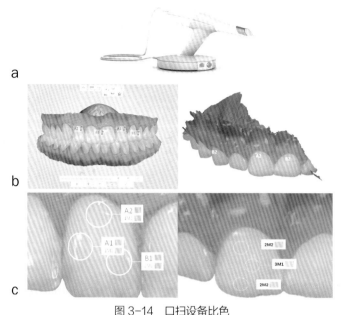

图 3-14　口扫设备比色

a.口内扫描仪；b.口内扫描图像；c.得出比色结果

　　综上，天然牙颜色复杂而独特，临床比色受多种因素的影响，要得到精确的比色结果，提高患者满意度需综合考虑各个方面。要实现口腔美学修复比色需要合适的比色条件，包括光源、背景、目标比色牙的处理等，临床医师经过系统的学习和训练，掌握比色正确操作并学会使用比色仪器，拍摄数码照片辅助比色，比色信息可通过文字、图片等形式完整地传递给技师，以利于技师在修复体上再现目标比色牙的颜色特征，获得最佳的美学修复效果。

第四章

常用比色板及使用方法

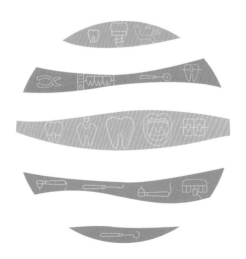

目前，临床工作中用于记录和传递牙体颜色信息的方法主要包括：数码相机拍照记录、数字化比色仪比色与比色板比色。通过数码相机拍照记录牙体颜色信息，存在相机参数对比色结果影响大、不同的显示屏显示出不同的效果等缺点，不利于颜色信息的传递；而数字化比色仪在应用中存在的不足包括：设备价格昂贵、比色的精准性与熟练使用比色板的人员相比并无明显差异，而且由于比色仪的结果是一项数值，并无具体实物，难以为修复体着色提供参考，不利于临床与技工室之间进行颜色信息传递。虽然通过比色板比色存在颜色选择范围有限、比色片透光性与牙体不一致等问题，但是随着比色系统不断地改善，在比色的简易性及精准性方面得到了提高，更加利于临床与技工室之间进行颜色信息传递，而且实体比色片在指导技师对修复体进行上瓷及染色方面更具优势。综合而言，比色板比色法仍是目前临床工作中最为常用的记录和传递牙体颜色信息的手段，使用场景及比色注意事项详见第三章——牙科比色的几大要素。

目前，常用的比色板系统主要包括：Vita 16 色与 26 色比色板及 26 色变形版的 3D-Master 线性比色板、Shofu NCC 比色板、IVOCLAR Chromascop 16 色比色板；另外有 IPS 基牙比色板、与 Shofu NCC 比色板联用的牙龈色板、牙釉质、牙本质与牙龈效果色比色板等，以下将对临床常用的部分比色板组成及使用方法作简要介绍。

Vitapan Classical 16 色比色板

一、比色板介绍

Vitapan Classical 16 色比色板简称 Vita 16 色比色板，共包含 16 个比色片，分别是：A1/A2/A3/A3.5/A4，A 系列代表红棕色；B1/B2/B3/B4，B 系列代表红黄色；C1/C2/C3/C4，代表灰色；D2/D3/D4，代表红灰色（图 4-1）。

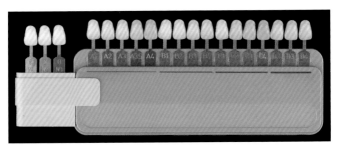

图 4-1　Vitapan Classical 16 色比色板

由 A/B/C/D 四色系共 16 块比色片组成，附带 3 块漂白色比色片（其中 A 色系含有 5 块比色片，D 色系包含 3 块比色片，其余两个色系各含有 4 块比色片）

二、比色过程注意事项

1. 尽量在阳光或者标准的日光灯下进行比色，不要在普通的手术灯下比色；

2. 周围环境应尽量避免一切亮色，有需要的话，让患者擦掉口红等，并且用灰色的布料覆盖住亮色的衣物、头发等；

3. 比色者视线与患者口腔等高，比色片靠近牙体，比色者眼睛距离比色板一臂远；

4. 较快地做出选择，避免发生视觉疲劳等（详见第三章—牙科比色的几大要素）。

三、比色步骤

1. 第一步确定色调(即选择 A、B、C 或 D)(图 4-2)；

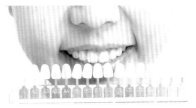

图 4-2　通过该色系所有比色片整体与牙体对比，根据牙体的真实色调，在比色板中选出 A/B/C/D 中的一个色系

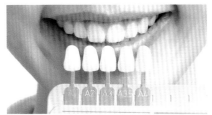

39

2. 第二步则是确定明度与饱和度（即选择该色系中的 1-4）（图 4-3）。

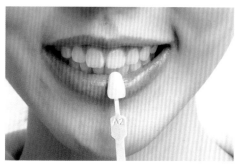

图 4-3　根据前一步骤中所确定的色系，在此色系的所有比色片中选择饱和度和明度最接近牙体的比色片，记录最终比色结果，完成比色步骤

Vitapan 3D-Master 比色板

一、比色板介绍

Vitapan 3D-Master 比色板共 26 个常规比色片，另外附带有 3 个漂白色比色片；常规的 26 个比色片中，按照从左至右明度降低的规则分为 1~5 共 5 个等级；同一明度栏比色片，按照从下往上饱和度降低的规律分为

2~3 个不同等级，而同一明度栏中不同列比色片则代表了不同的色调，左为偏黄、右为偏红，中间一栏则为中性色调（图 4-4）。

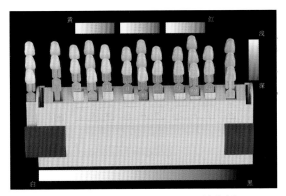

图 4-4　Vitapan 3D-Master 比色板

由 1~5 共 5 个明度梯度总计 26 个比色片组成（明度 1 和包含 2 个比色片；明度 5 包含 3 个比色片；其余 3 个明度组别各包含 7 个比色片）

二、比色过程注意事项

同 Vitapan Classical 16 色比色板。

三、比色步骤

1. 确定明度　在柔和的光线下，确定天然牙的明度。从比色板中取出 L 组和 R 组的色片，留下 M 组的色片，将比色板置于患者唇边进行比较，眼睛距比色板一臂距离，从 1~5 等 5 个明度组选定最合适的一列比色板（图 4-5）。

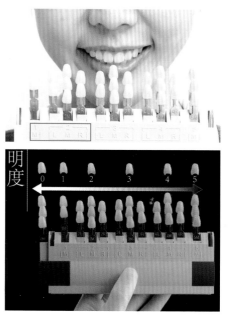

图 4-5 利用 1~5，5 个不同明度梯度下各自中间色调及中等饱和度（如：1M2/2M2/3M2 等）对应的比色片，与牙体进行对比，从中选定最接近牙体明度的比色片，从而确定明度等级

2. 确定浓度 / 饱和度　从已选定的明度组中，取出中间的色标组 "M" 并把它展开进行比色，将它放置于牙体旁，从比对后的饱和度的级别值中，选出最接近的饱和度（淡 – 中 – 浓；同时如果饱和度介于两个比色片之间，则可用两者数字的均值表示饱和度的高低）（图 4-6）。

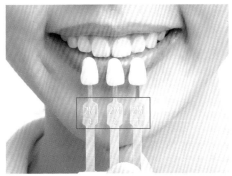

图 4-6　取出对应明度组中间（对应的是 M 列）的比色片，从 1~3 数值中选定合适的饱和度

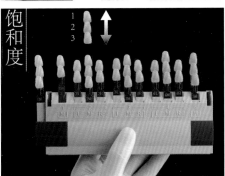

3. 确定色调　最后观察患者的牙体是否明显带有黄色（L）或红色（R）；如果没有就选择中间组别 M 组（图 4-7），然后把选出的色值记录下来（L，M，R）；得到最终的比色结果（图 4-8）。

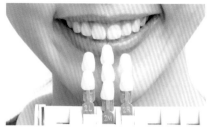

图 4-7 于对应明度组别中，左右侧比色片与牙体作对比，选好牙体的色调（包括：L 偏黄 /M 中间色 /R 偏红），得出结果

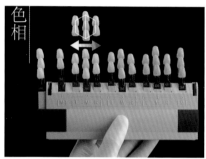

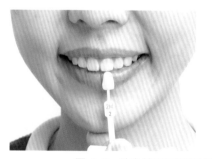

比色结果解读，如：2M2

2　　　M　　　2

明度　色调　饱和度

图 4-8　比色结果标示及对应含义标注

Vitapan Linearguide 3D-Master 线性比色板

一、比色板介绍

Vitapan Linearguide 3D-Master 线性比色板可理解为 Vitapan 3D-Master 比色板中比色片的重组，其各比色片标号与 3D-Master 比色板完全一致；此比色系统共有 35 个比色片，共由 5 块子比色板组成，分别是：0~5不同明度的 6 个比色片组成的比色板〔此比色板中比色片为：中等饱和度及中间值色调（M2）〕、所有明度为 0 和 1 的比色片组成一个比色板、其余 4 个比色板分别由所有明度为 2/3/4/5 的比色片组成（图 4-9）。

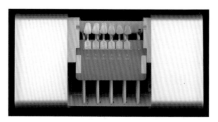

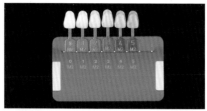

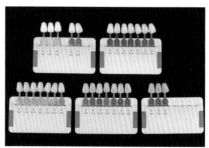

图 4-9 Vitapan Linearguide 3D-Master 线性比色板，其中一块比色板包含 0~5 共 6 个不同明度的比色片；其余 5 块比色板分别包含了各自特定明度下的所有比色片（注：明度为 0 和 1 的所有比色片集成在同一块比色板里）

二、比色过程注意事项

同 Vitapan Classical 16 色比色板。

三、比色步骤

1. 将含有 0~5 明度级别的比色板对照患者牙体，选定合适的明度组别（图 4-10）。

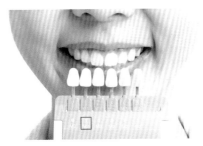

图 4-10　将含有 0~5 不同明度等级比色片的
比色板，对准目标牙体，选定合适的明度

2. 从步骤 1 已经决定的明度组别中，取出已选定明度编号对应的比色板，从中选定最贴近牙体饱和度及色调的比色片，记录最终比色结果，完成比色过程（图4-11）。

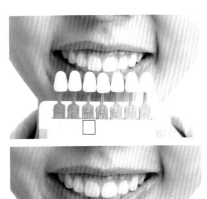

图 4-11　取出对应明度组的比色板，从中选择合适的饱和度和色调的比色片，完成比色

第四节

Shofu Vintage Halo NCC 比色板

一、比色板介绍

Shofu 公司的 NCC 比色系统有 42 个基本颜色，将色相分为偏黄色（B 系）、橙色/居中（A 系）和偏红色（R 系），每组色系按照从左至右比色片的颜色饱和度逐步增加的原则排列。NCC 比色系统由表示 3 种不同级别明度的 3 块比色板组成，分别是：标准明度比色板（B、A、R），低明度比色板（VmA 和 VmR），高明度比色板（VB、VA 和 VR）（图 4-12）。同时，比色板还配备有浅、中、较深、深 4 种不同颜色的牙龈色比色片（图 4-13），用来与牙体比色片联合使用，能够在一定程度上消除牙龈颜色对牙体比色过程的干扰，提高牙体比色的准确度。

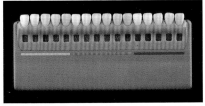

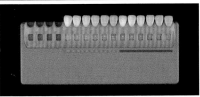

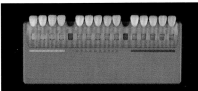

图 4-12 Vintage Halo NCC 比色系统，包含三块比色板，分别是标准明度、低明度及高明度组

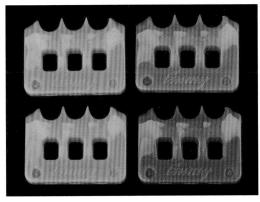

图 4-13 牙体比色片结合牙龈比色片以便去除牙龈颜色的干扰，实现更精准的比色

二、比色过程注意事项

同 Vitapan Classical 16 色比色板。

三、比色步骤

1. 根据实际需求，选择牙龈色比色片，将其与牙体比色片组装；用标准组比色板的居中色 A 色，确定相应饱和度值的比色片（图 4-14a）。

2. 确定颜色的色相偏黄色（B 系）、橙色/居中（A 系）和偏红色（R 系）（图 4-14b）。

图 4-14

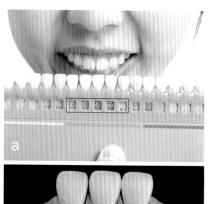

a. 用标准明度组比色板的 A 系比色片对准目标牙体进行比色，从中选取最相似比色片从而确定饱和度，如 A2

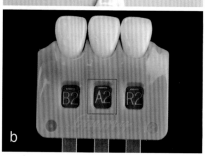

b. 用 B2、A2、R2 再次与目标牙体作对比，确定色相

3. 进行明度的选择，明度值高选择 Value Plus（VA）组相应饱和度和色相的比色片，明度值低则在 Value Minus（VM）组中选择（图 4-15）。

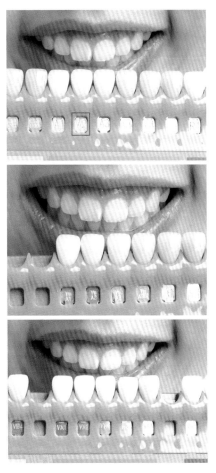

图 4-15　逐一确定饱和度及色相后，比较三组具有不同明度比色板的相应比色片，从中选取合适的明度组比色片，最终完成比色

IVOCLAR Chromascop 比色板

一、比色板介绍

　　IVOCLAR Chromascop 比色板比色片及排列逻辑与 Vitapan Classical 16 色比色板相似；包含 A–D 4 个色系共 16 个比色片，另外，还附带 4 个漂白色比色片（BL1–BL4；四个漂白色为满足常规比色板明度不高的情况，可用于个别明度特别高的牙体比色，或是有特殊需求的美学修复的比色过程）（图 4-16）。

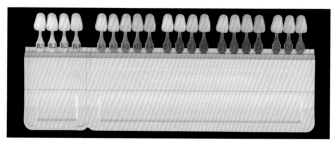

图 4-16　IVOCLAR Chromascop 比色板，有 A/B/C/D 四个色系共 16 个比色片组成，另外附加有 4 个漂白色比色片（BL1–BL4）

二、比色过程注意事项

同 Vitapan Classical 16 色比色板。

三、比色步骤

比色细节与步骤参照 Vitapan Classical 16 色比色板。

第六节

基牙比色板（IPS Natural Die Material Shade Guide）

一、比色板介绍

基牙比色板可用于预备后基牙的比色，共有 9 个比色片（ND1–ND9），数值增加表示明度降低及饱和度的增加（图 4-17）。根据比色板的显示，技师选用匹配的基牙代型材料制作相应的代型模型，其代型材料则能起到模拟患者基牙颜色信息的作用；最后将修复体放置于该代型材料上进行制作、调整，能较好地在技工室再现患者基牙颜色，从而使最终完成的修复体戴入口内后不会因为半透性的原因而出现色差。

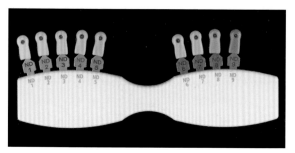

图 4-17 IPS Natural Die Material Shade Guide 比色板，ND1~ND9 共 9 个比色片用于基牙比色

二、比色过程注意事项

同 Vitapan Classical 16 色比色板。

三、比色步骤

1. 基牙预备完成，重新抛光表面，去净杂质。

2. 将比色板靠近基牙，选择与基牙颜色最为接近的比色板即可（图 4-18）。

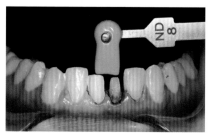

图 4-18　不同颜色等级的基牙比色板对预备完成的牙体进行比色

第七节

牙龈色比色板

一、比色板介绍

Shofu Vintage Halo NCC 比色系统中配备了浅、中、较深、深 4 种不同颜色的牙龈色比色片基座（图 4-13）。可以在一定程度上对牙龈进行比色，具备消除背景及被比色牙体周围环境的干扰的作用（图 4-19，图 4-20）。

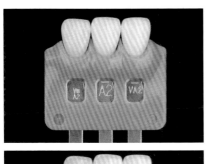

图 4-19 配合牙体比色片使用的牙龈色比色板

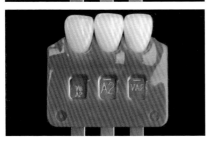

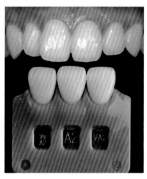

图 4-20 牙龈色比色板用于排除牙龈对比色片的干扰，使得人眼能够将牙龈反射的光进行排除，更利于聚焦牙体本身颜色

而 IPS 特殊牙龈效果色比色板共 10 个牙龈比色片，分别是 ZL G、G1-G5，以及对应的增强色比色片 IG1-IG4（图 4-21）。

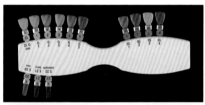

图 4-21 IPS 特殊牙龈效果色比色板，能够用于指导对应体系瓷粉的构筑

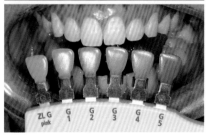

二、比色过程注意事项

同 Vitapan Classical 16 色比色板。

三、比色步骤

进行牙龈比色最好选择在注射麻药之前进行；比色注意事项与其他比色板相同，比色注意细节详见 Shofu Vintage Halo NCC 比色系统比色步骤及第六章——个性化比色系统。

其他比色板

除以上介绍的比色板之外，现有一些其他特殊用途的比色板，以下将列举部分特定用途的比色板（图 4-22 至图 4-25），具体使用场景及细则详见第六章——个性化比色。

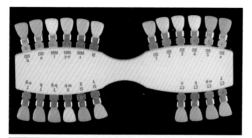

图 4-22 IPS系统特殊效果色比色板，用于指导个性化瓷粉堆塑从而构建更具颜色精准性的修复体

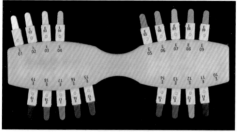

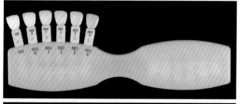

图 4-23 IPS系统其他一些比色板，主要用于技工室在瓷粉运用时提高准确性

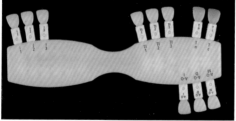

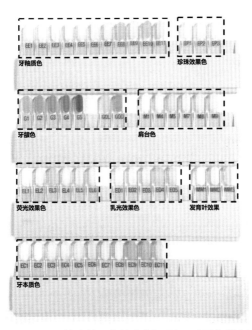

图 4-24 Vita VM 特殊效果色比色板，用于对牙体进行分层次、分部位比色，指导个性化瓷粉堆塑

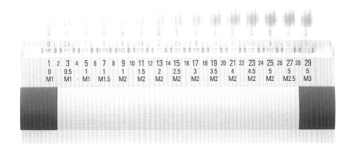

图 4-25 Vita 漂白比色板

以上介绍的比色板系统中包括常规牙釉质比色板及基牙比色板，分别适应于对完整的天然牙体与预备后的基牙进行比色，一般此两者联用即可满足非特殊病例的比色过程；同时牙龈比色板及特殊效果色比色板则是辅助进行更加细化、更加精准的比色，其中特殊效果色比色板能对牙体进行分层次、分部位的比色，以求最大限度的再现牙体本色，具体使用步骤见第六章。随着口内扫描仪、CAD/CAM 系统等不断发展完善，口腔数字化程度在不断地延伸推广，而在牙体颜色信息的记录和传递方面，比色仪的应用使得比色过程数字化，这对于临床工作无疑是有益的，但仍需要不断的改进以更好地满足临床应用。

总之，比色板系统多种多样，记录牙体颜色的手段也并非一成不变，这需要大家根据自身情况选择合适的比色板，同时作者认为使用微距相机记录天然牙与对应的比色片是非常有必要的，这能传递更多的颜色信息到修复体加工中心。

第五章

常用比色仪及使用方法

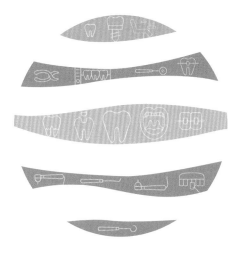

修复体能否良好再现天然牙冠色彩是评价其质量的重要指标之一。对于修复体色彩的选择，目前临床上较多的是应用比色板目测的方法，但由于人对颜色的认识与辨别存在不同程度的差异，故该方法具有一定的主观性，而使用比色仪可以不受观察者的色彩学知识、经验、主观感觉、环境、光源等干扰，并能帮助临床医师正确地测定和向技师准确地传递信息。

第一节

常见比色仪原理及种类

一、分光光度计比色仪

主要由独立光源、光线接受器和信号处理器三部分组成。分光光度计是通过测量样品的光谱反射比或者透射曲线来确定其色度值，目前使用较多的包括 Vita Easyshade 比色仪（图 5-1）、Olympus Crystaleye 比色仪（图 5-2）等。使用过程中，由光源发出的光线通过与牙面接触的探头周边照射到对应的牙齿表面，然后多种滤光器和光电二极管阵列接收通过探头中心的被牙齿表面散射的光线，光信号转换成电信号后，软件系统对测得的数据进行计算处理，得出结果。

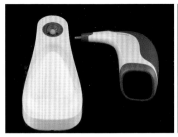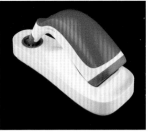

图 5-1　Vita Easyshade V 比色仪

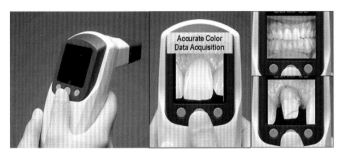

图 5-2　Olympus Crystaleye 比色仪

二、色度计比色仪

　　色度计比色仪主要是由照明光源、校正滤色器、光电检测器等组成。通过测量样品的 CIE 光谱三刺激值确定其色度值。CIE 光谱三刺激值是匹配波长为 λ 的等能光谱色对应的红、绿、蓝三原色的实际数量。例如：使用 Shade Eye 色度计时，光源通过探头照射在牙齿表面，返回的光线沿着探头的中心均匀地穿过检测器内的校正滤色器、光电检测器，由光电检测器的相应值得出三刺激值。最后与数据库里的数据比对得出最匹配的结果（图5-3）。

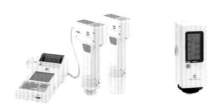

图5-3　色度计比色仪

三、数字化颜色分析系统

由读色器、数据转化底座、客户终端和配套软件组成，一般为手持式，读色器本质上是数字成像和色度计或分光光度计结合的产物。例如：Shade Scan 是通过显示屏协助图像定位和聚焦，通过读色器直接远程传递，不用借助医师的计算机，测量几何条件为 45°/0°（图3-13）。卤素光源经光纤耦以 45° 角照射到牙齿表面，采集的光线 0° 角返回，这样可以有效地克服牙齿表面的镜面反射光对测量的不利影响，反映颜色和半透明性。整个过程中，分析系统监控着光线的亮度及灰度、色谱的校准来减小测量误差。

从依靠视觉的比色板到较客观的各种比色仪器，每种方法都有其优缺点，使用比色仪进行牙科比色的优点有：①不受观察者个体比色能力、方式的影响（如：性别、年龄、疲劳、色盲）。②不受观察环境的影响。但比色仪也受以下因素的影响：牙齿体积小（由于牙齿的半透性，导致光的边缘损失）、非平面、多曲面、多层次、半透性、颜色过度等。其中，分光光度计允许更复杂的颜色测量，并且可以捕捉更多的颜色细节，下文详细介绍以分光光度计为例的 2 种比色仪。

第二节

如何用 Vita Easyshade 进行比色

Vita Easyshade 属于分光光度计比色仪，其原理是用稳定的白色 LED 光源照亮被测牙齿，牙体表面受光照反射出的散射光被光纤系统吸收并自动分析。可结合国际色彩标准系统 Vita Classical A1–D4，Vita System 3D–Master，Vita Blocs，以及美国牙科协会（ADA）认定的漂白系统，确保了临床比色的精准性和实用性。

一、校准流程

为了避免患者之间的交叉感染，需将新的感染防护膜套在测量探头上进行校准。

1. 自动校准　在底座与电源连通的情况下，无线电脑比色仪可以自动完成校准。将无线电脑比色仪放入校准槽，使探头顶端与校准块表面贴紧，并且探头纵轴与校准块表面垂直。确保无线电脑比色仪完全就位在校准槽中，完成自动校对前切勿触碰按钮。底座中央的绿灯变亮，无线电脑比色仪探头将照亮校准块，其过程需时几秒钟。在听见两声"哔"声后，代表校准过程结束。

2. 手动校准　当底座没有与电源接通时，可手动校准 Vita Easyshade V 无线电脑比色仪（绿色 LED 指示灯不亮）。手动校准时要先选择设置菜单模式中下方的校准图标，设置菜单模式在主菜单菜单的工具栏图标里（图 5-4）。

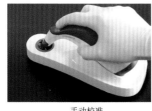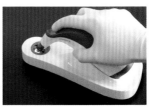

手动校准　　　　　　　　校准中

图 5-4　校准

二、医师端操作流程

1. 摘掉感染防护膜套。

2. 启动设备。

3. 校准。

4. 选择工作模式　单个区域单次测量、同一区域多次测量取平均值、颈中切多点测量（图 5-5）。

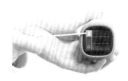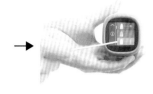

图 5-5　选择多点工作模式

5. 比色　将测量头置于牙面（图 5-6），按动手柄上的转动按钮，依次测量颈中切（图 5-7），读取比色结果（图 5-8）。特殊颜色牙齿，探头应放在主色区域，也可对特殊颜色单独测量。

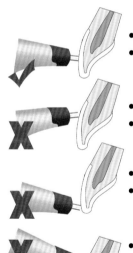

● 正确的位置
● （探测头垂直于牙面，并与牙面平齐）

● 错误的位置
● （探测头与牙面不平齐）

● 错误的位置
● （探测头与牙齿切端应有至少 2mm 的距离）

● 错误的位置
● （探测头与牙龈组织太接近，它应该与牙龈的边缘保持至少 2mm 的距离）

图 5-6　比色仪探头位置摆放

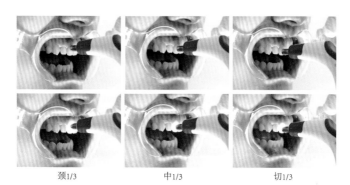

| 颈1/3 | 中1/3 | 切1/3 |

图 5-7　多点比色过程

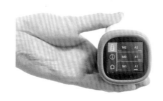

图 5-8　比色结果

三、技师端操作流程

1. 修复体制作完成后，输入目标颜色。

2. 对修复体比色，仪器输出比色结果：绿色代表理想、红色代表无法接受，可提供整体色差值、明度、饱和度差值，指导技师改色。

如何用Olympus Crystaleye 进行比色

一、医师端操作流程

1. 校准 关上机罩，按下中间键等待仪器校正。

2. 比色 连接拍摄暗盒，医师手持工作头体部，选择牙位，被拍摄的牙齿垂直咬住暗盒探头，测上牙探头朝下，测下牙探头朝上（图5-9）；两侧邻牙轻轻咬住遮光罩的突出部位和侧壁的缝隙；拍摄牙齿时，被检查的牙齿应位于显示的正方形内的中心位置，并且测量牙体表面的两侧对称反射光。

3. 按动中间键完成拍摄。

4. 比色结果 拍摄后的数据输入电脑后，在Crystaleye Software（Version 1.4）软件中显示（图5-10）。

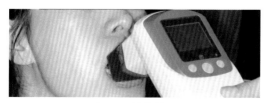

图5-9 比色过程

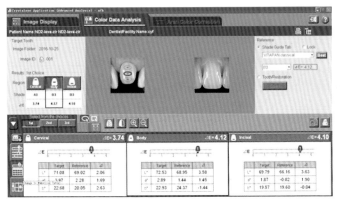

图 5-10　比色结果数据输出

二、Olympus Crystaleye 比色仪数据分析

1. 颜色系统　Olympus Crystaleye 应用 CLE976L* a*b* 颜色系统，用 L*a*b* 3 个参数来描述一个点的色彩。其中 L* 代表明度，+a* 代表红色，–a* 代表绿色，+b* 代表黄色，–b* 代表蓝色，a*、b* 决定物体色相，其绝对值大小表示物体饱和度，ΔE 表示物体颜色间色度的差异（色差），$\Delta E = [(\Delta L^*)^2 + (\Delta a^*)^2 + (\Delta b^*)^2]^{1/2}$。

2. 软件分析　Crystaleye Software（Version 1.4）软件携带 Vitapan Classical、Vita Toothguide 3DMaster、Noritake、Ivoclar Vivadent Chromascop 和 SHOFU NCC 共 5 种比色板信息。拍摄后的数据输入电脑后，软件可以根据 ΔE 的差值选择最优的比色板和比色片。比色片选择后，操作医生可以利用自带软件绘出设计单，其上附

70

有目标牙与所选比色片 L*a*b* 的差值，技师可以根据 L*a*b* 的差值调整瓷粉的比例，使修复体与目标牙的颜色更加接近。

第六章

个性化比色

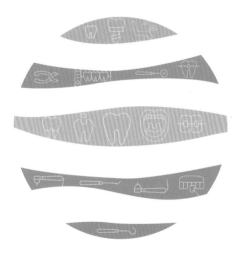

修复体颜色的选择对于其美学效果有着决定性的作用，更加逼真地还原天然牙色、满足每一个患者的个性化美学需求是永无止境的追求。近年来，研究者对天然牙色特征的研究更加精准全面，研发了颜色区分度更细的瓷粉，更是在传统的比色方法的基础上做出了改进，提出了个性化比色的概念和方法。个性化比色通常指使用特殊效果比色板、比色仪等比色工具，有时辅以数码摄影，对牙本质、釉质、横纹、发育叶等不同牙齿部位进行分区分层比色，以达到精准还原天然牙色及半透性、乳光、荧光等特征效果的目的。

第一节

材料对个性化比色的影响

一、金瓷比色

金属烤瓷冠从内向外由金属基底、遮色瓷、牙本质瓷和牙釉质瓷等组成。烤瓷合金一般分为贵金属和非贵金属。金属基底的颜色会对修复体最终颜色造成影响。有研究表明，同厚度的金瓷试件（0.3mm 钴铬合金 +0.2mm 遮色层）相比全瓷试件（0.5mm 热压铸陶瓷、玻璃渗透氧化铝陶瓷和 CAD–CAM 氧化锆陶瓷），与标准色样色差更大。通过成品烤瓷冠颜色与标准比色板对比，发现烤瓷冠相对所选比色片，平均彩度偏浓，平均明度偏亮，提示在比色时相较于相邻牙应降低明度和彩度。

二、全瓷比色

全瓷比色以多层色氧化锆瓷块比色为例。多层氧化锆冠一般由内冠／基底冠及饰面瓷组成。由于氧化锆半透明度较低，通常在其基底冠上烧结一层透光率高的饰瓷以增加美学效果。内冠、饰瓷及粘接材料可能从各方面影响氧化锆冠的最终颜色，因此在比色时需要考虑这些影响成色的因素。

1. 内冠

（1）厚度：内冠厚度影响冠对基牙、基桩、核的遮色能力。遮色能力与透明度成反比，与冠厚成正比，在色调相同时与明度成正比。

（2）厂商：不同厂商生产的内冠存在颜色差异，提示在比色时，可以根据不同生产商的最终氧化锆冠颜色，进行经验性的调整。

2. 饰瓷　饰面瓷的类型、半透明性、厚度、色度以及贴面工艺等是影响氧化锆基修复体的最终颜色的因素。

（1）厚度：增加贴面瓷的厚度会降低半透明性，并减少基牙及内冠对修复体整体颜色的影响。

（2）工艺：常用的贴面工艺包括分层、超压以及CAD/CAM，采用超压工艺的贴面透明度最高，分层工艺的贴面颜色性最优。

（3）厂商：不同厂商所生产的瓷贴面的颜色、透光度等都存在差异。

个性化比色板

一、IPS 系统特殊效果色比色板

IPS 系统特殊效果色比色板包括了普通效果瓷比色板、精华瓷比色板、牙本质比色板、牙龈比色板、切端比色板等（图 6-1）。

普通效果瓷比色板（impulse）共计 22 个比色片，与该系统的瓷粉相对应，同时可对天然牙乳突、乳光、颈部及切端透性、个性化发育特征颜色进行记录，比色板及对应的瓷粉包括：咬合部牙本质 OD、乳突 MM、切嵴 IE、乳光效果 OE、颈部透明层 CT、特殊切端 SI、嵌入式切端 II、透明层 T，通过不同部位、不同层次之间的瓷粉配合，有助于修复体更好模拟天然牙色彩信息。

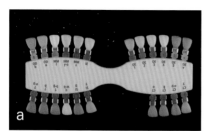

图 6-1 IPS 系统特殊
效果色比色板

a. 普通效果瓷比色板

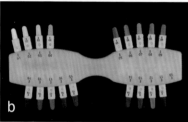

b. 精华瓷比色板

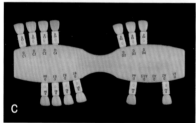

c. 牙本质比色板

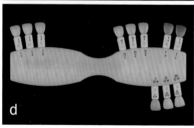

d. 切端透明度比色板

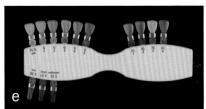

e. 牙龈比色板

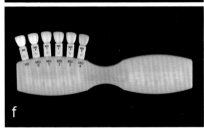

f. 遮色比色板

精华瓷比色板（essence）编号为 E01–E23，其中的 E20、E21、E22 比色板见牙龈比色板部分的 IPS 牙龈比色板，此比色板根据其瓷粉体系设置而成，与瓷粉体系对应，使用场景偏重于对修复体染色 / 上釉等过程提供参考。

牙本质比色板（detin A–D）用于还原牙本质色，提供修复体基础色和不透明性，与瓷粉体系对应。

切端 / 透明度比色板（incisal/transpa）其中 I、TI 系列用于模拟天然牙切端的半透性，修补瓷（A–O，Add–On）用于补充修复体的接触区域，如邻面、牙颈部。A–O D（A–O detin）对应牙体修补瓷，A–O I（A–O incisal）对应切端修补瓷，A–O M（A–O margin）对应肩台修补瓷。

遮色比色板（high opacity&medium opacity）用于遮盖变色基牙颜色，提供基底色。

牙龈比色板（gingiva）比对牙龈颜色，参考前述。

二、改良比色板

除了上述用于还原比对牙齿不同区域的颜色的效果比色板之外，研究者们还从其他角度对比色板做出了许多改良，制作了匹配不同修复体材料、适应不同人群、色卡排序更加优化的个性化比色板。例如，有学者制了带金属底冠的比色板，该比色板与金瓷修复体的制作方法、瓷层结构、光学特性等一致，比色效果比传统 VITA 比色板更好；Wang 等人采用不同颜色比例的 VITA 瓷粉混合烧结成 14 个改良比色片，制成更符合当地人中切牙颜色数据库的改良金属陶瓷比色片，并与 Vitapan 经典比色板、相应的金属陶瓷冠比较。该比色板相较于 Vitapan 比色板所用比色片更少，颜色误差更小；Østervemb 等人设计了一种比色板，由 Filtek supreme XT 制成，并根据根据色调分组，组内根据 $\Delta E2000$（从亮到暗）排序。结果显示自制的复合比色板以及按色调、$\Delta E2000$ 重新排序比色板能够提高比色的速率和正确率。

第三节

个性化比色方法

一、分区比色法

天然牙不同区域颜色存在差异，临床上为了获得更好的比色效果，往往将天然牙划分为不同区域，分别用比色板的对应部分进行比对，以获得更为准确的天然牙颜色分布特征。常用的分区比色法包括三分区、四分区、九分区、不定区。

1. 三分区　将天然牙唇面按最大牙合龈距三等分，分为颈1/3、中1/3、切1/3（图6-2）。

2. 四分区　将天然牙唇面分为切端高透明区、边缘嵴接触区、中央基色区和颈部高饱和度区（图6-3）。

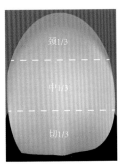

图 6-2　三分区法

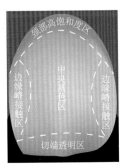

图 6-3　四分区法

3.九分区 将被测牙唇面按最大殆龈距和最大近远中距平均三等分，分为九个区域（图6-4）。

4.不定区比色法

（1）拍摄数码照片作为辅助手段；

（2）通过数码照片确定分区；

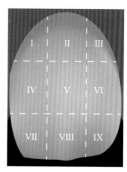

图6-4 九分区法

（3）分别比对记录不同区域颜色（图6-5）。

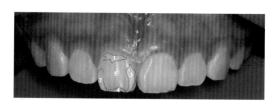

图6-5 不定区法

二、分层比色法

天然牙的颜色是由牙髓、牙本质、釉质、横纹以及切端生长叶等多个层次的颜色叠加作用的结果（图6-6），仿生修复全瓷冠的主要层次由底层冠、遮色瓷、牙本质瓷、牙釉质瓷颜色叠加而来（图6-7）。为了获得更加逼真的美学效果，需要深入观察、分析牙齿的颜色层次，以求在各层次上对天然牙颜色进行模仿。分层比色法根据天然牙层次设计，分底冠、牙本质、牙釉质等不同层次，采用分层比色板进行比色。此外配合天然牙乳突、乳光、牙龈色及切端透性等比色板，让全瓷修复比色更加逼真。

1. 天然牙颜色层次示意图（图6-6）。

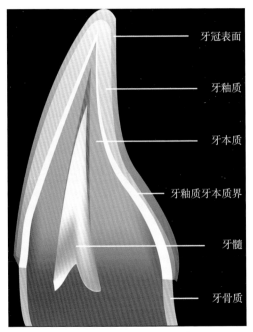

图6-6 天然牙颜色层次示意图

牙冠表面

牙釉质

牙本质

牙釉质牙本质界

牙髓

牙骨质

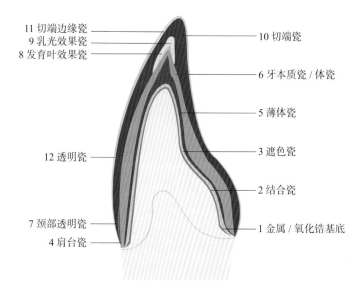

11 切端边缘瓷
9 乳光效果瓷
8 发育叶效果瓷
10 切端瓷
6 牙本质瓷 / 体瓷
5 薄体瓷
3 遮色瓷
12 透明瓷
2 结合瓷
7 颈部透明瓷
4 肩台瓷
1 金属 / 氧化锆基底

图 6-7 全瓷 / 金属烤瓷修复体结构示意图
分层比色对于模拟天然牙颜色层次十分必要

2. 分层比色流程

（1）以 IPS 系统效果瓷比色板为例对患者进行分层比色，首先采用常规比色板记录天然牙的基础色调，即牙齿中份的颜色（图 6-8）。

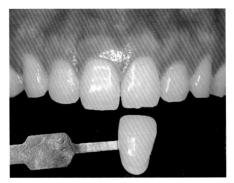

图6-8　常规比色板记录基础色调

（2）采用牙本质瓷比色板记录患者牙本质颜色，天然牙颈部较薄，透出牙本质颜色（图6-9）。

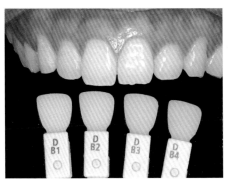

图6-9　牙本质瓷比色板记录牙本质颜色

（3）采用牙釉质比色板与患者牙齿牙釉质色彩进行比较，天然牙切端牙釉质较厚，可选择切端记录牙釉质颜色（图6-10）。

图 6-10

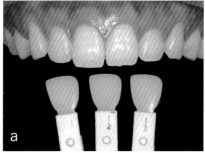

a. 切端瓷比色板与切端
进行比较

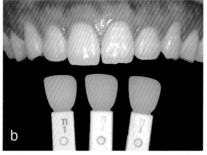

b. 切端透明瓷比色板
模拟切端区域结构
切端透明瓷比色板具有
的半透明性，能很好恢
复切端所需颜色

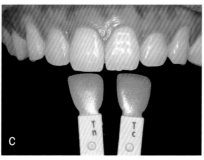

c. Transpa 透明瓷比色
板模拟切端透明性

（4）采用颈部透明瓷比色板与患者牙齿颈部色彩比较（图6-11）。

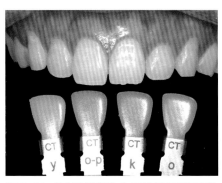

图6-11　颈部透明瓷比色板模拟颈部透明性

（5）根据需要，选择乳光效果瓷比色板进行比较，天然牙的乳光效应主要显现于切端（图6-12）。

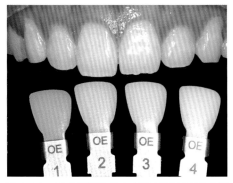

图6-12　乳光效果瓷比色板模拟天然牙乳光性

（6）采用 Mamelon 发育叶瓷比色板跟患者牙齿切端发育叶颜色进行比较（图 6-13）。

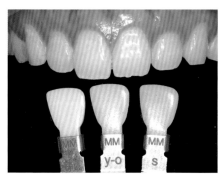

图 6-13　Mamelon 发育叶瓷比色板模拟生长叶区域颜色

（7）最后采用牙龈瓷比色板与患者牙龈颜色进行比较（图 6-14）。

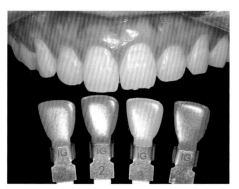

图 6-14　牙龈瓷比色板比较牙龈颜色

（8）同时应利用数码照片传递色彩信息，数码照片应记录患者牙齿和选定的牙齿效果色彩比色片。

3.数码摄影辅助比色　数码摄影可反映牙齿的表面纹理、特殊染色带、色斑、形态及切端的半透性，常作为辅助方法为技师提供牙齿的个性特征供其参考，特别对于氟斑牙、四环素牙、牙色分布不均匀的特殊着色具有良好传递颜色信息的作用。

第四节

个性化比色实例

1.一般病例　见图 6-15 至图 6-22。

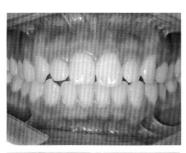

图 6-15　修复前口内照片患者要求修复 12、22 牙，邻牙颜色过渡大，颜色特征复杂，采用个性化比色

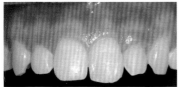

图 6-16　牙体预备后

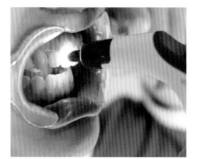

图 6-17 Vita Easyshade 采集患者邻牙颜色信息

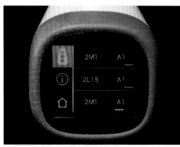

图 6-18 三分区比色结果

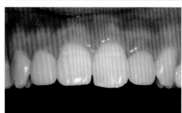

图 6-19 临时修复体

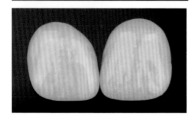

图 6-20 修复体外观

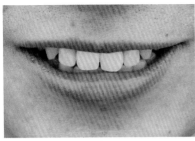

图 6-21 修复后口外照

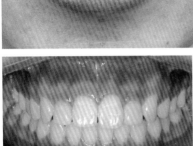

图 6-22 修复后口内照

2. 特殊牙色病例 对于变色仅限于个别牙时，例如死髓牙等情况，仍按常规方法根据邻牙及对殆牙的颜色来选择色调。通过分区比色将牙齿分为九个区，切 1/3、中 1/3、颈 1/3 和近中 1/3、中 1/3、远中 1/3，分别比色同时记录牙面的斑点、斑纹和斑块的颜色和位置作为牙比色的个性特征。

将比色结果详细记录于修复单上，标明牙面特殊比色区域的位置和大小并将患者口内的数码相片作为比色参考。

对于变色累及口内多数牙时，如四环素牙、氟斑牙等，需要根据患者主观意愿、年龄、皮肤颜色、着色程度做出综合判断。同时应采用数码照片记录基牙预备前后牙齿着色部位及程度，以传递给技工详细的色彩信息。

　　四环素牙修复实例见图 6-23 至图 6-27。

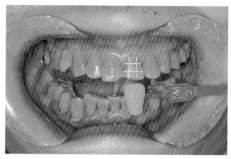

图 6-23　常规比色板分区记录基础色调

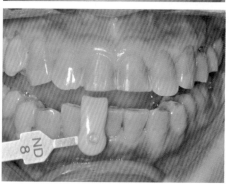

图 6-24　基牙比色板记录基牙颜色信息

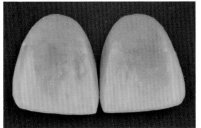

图 6-25 修复体外观

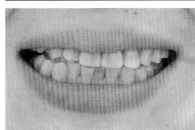

图 6-26 修复后口外照

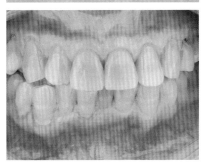

图 6-27 修复后口内照

91

第七章

比色照片的拍摄

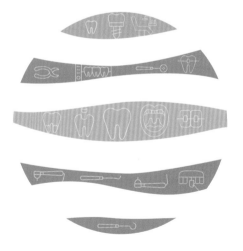

随着生活的不断改善，人们对口腔中修复体的要求也不断提高。修复体的颜色最受关注，其与口腔环境协调与否是口腔修复成功的关键。虽然口腔科医师已经意识到修复体比色的重要性，比色技术也已经不断完善和发展，但由于天然牙有其特有的个性，目前的比色技术仍然无法完整体现天然牙的整体颜色。而数码摄影的出现，为修复体颜色记录提供了一条新途径。比色影像可以直观的帮助技工比较目标牙齿与比色板颜色分布的差异，有助于技工对牙齿颜色的把握，是直观传递颜色信息的常用方法。本章将从认识摄影器材、摄影基本知识、比色照片拍摄、图像处理四个方面进行叙述。

第一节

认识摄影器材

一、数码相机

数码相机（digital camera，DC），是一种利用电子传感器把光学影像转换成电子数据的照相机。

1. 结构

（1）镜头：镜头属于数码相机的光学系统，直接影响拍摄成像的质量。根据镜头焦距是否可调，分为定焦镜头和变焦镜头；根据视角、焦距大小，可分为标准镜头、广角镜头、长焦镜头、微距镜头等。口腔摄影应选用微距镜头（100mm 焦段），该镜头用于近距离拍摄，特点是分辨率高，图像不易变形（图7-1）。

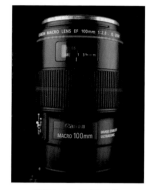

图7-1 微距镜头

（2）机身：主要包括将光信号转化为数字信号的影像传感器以及信号处理系统。口腔摄影应选择单反相机。

（3）闪光照明设备：用于补充不足的环境光，可以分为内置式闪光灯、附加闪光灯、环形闪光灯、立式闪光灯。口腔摄影特别是牙殆像拍摄时，需配置环形闪光灯，可提供无阴影照明（图7-2）。

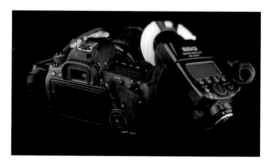

图7-2 机身及闪光照明设备

（4）存储设备：包括 CF 卡、SD 卡、记忆棒、xD 图像卡。可储存图片的数字信号，并通过适配器（读卡器）外接计算机导出图片。

总的来说，口腔摄影应该选择单反相机、微距镜头，配备环形闪光灯。

2. 种类　数码相机可根据不同方法分为多类（图 7-3），其中单镜头反光数码相机（即单反）最适用于口腔摄影。

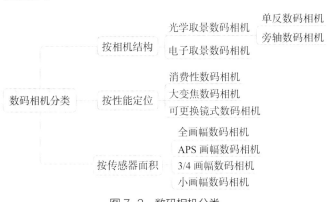

图 7-3　数码相机分类

3. 保养

（1）环境：相机周围环境应干燥、清洁、温度适宜、远离磁场电场。

（2）使用：严格按照数码相机说明书操作，避免碰撞、震动，正确使用充电电池(使用原厂充电器和电池，长时间不用应取出电池)，爱护镜头（不用时常盖镜头盖、避免镜头污染、正确清洁）。

二、辅助器材

1.口角拉钩　用于拉开唇颊组织，充分暴露视野（图 7–4）。

2.反光镜　用于反射不能直接拍摄到的部位，如全牙弓𬌗面（图 7–5）。

3.背景板　常用黑色背景板，以去除背景干扰（图7–6）。

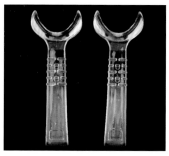

图 7-4　口角拉钩

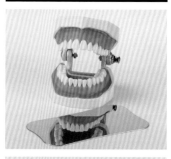

图 7-5　反光镜

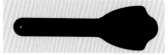

图 7-6　背景板

第二节

摄影基本知识

一、曝光量

曝光量过大会导致图像过亮，曝光量过少导致图像过暗，都会损失细节。可以通过光圈值、感光度、快门三个参数调节曝光量。

1. 光圈值　即 F 值，是表示光圈开闭孔大小的单位，与孔大小成反比，即光圈孔缩小，F 值越大，进光量减少；孔扩大时，F 值越小，进光量增加。

2. 感光度（ISO）　ISO 值越大，电子感光元件对光越敏感，相同进光量照出来的照片亮度越高。比如在较暗环境下拍摄时，需调大 ISO 值。

3. 快门　快门开启时间越长，照片受光量越高，图像越亮。

二、构图与对焦

为使图像对焦准确、清晰范围足够、画面无畸变、细节还原，需要了解焦点、焦距、镜头畸变及放大倍率等概念及应用。

1.焦点与焦距　从无限远来的光线，经镜头折射后，汇聚于主光轴上的某一点，即焦点，焦点到镜头中心的距离，称为焦点距离，简称焦距。焦距是镜头汇聚光线的能力的体现，并决定了视角大小。焦距越长，汇聚光线能力越强，视角越小。口内摄影焦点需对准主体牙齿。

2.景深　景深指的是被拍摄界面的深度，也就是聚焦范围的宽度和深度。焦点前后存在清晰范围，景深越深，清晰范围越大。景深可以通过调节光圈调整，F 值越大，景深越大。

3.镜头畸变　属于光学透镜固有的透视失真。如利用广角镜头拍摄人面相时，鼻子相较于其他五官离镜头最近，因此显得最大。口腔摄影时，如果使用广角镜头，也会出现前牙变大的情况。近距离拍摄时，镜头焦距越小，镜头畸变越明显，故口腔摄影镜头焦距一般在100mm 左右。

4.放大倍率　相机的放大倍率足够，才能还原口腔的细节，做到微观摄影。

三、白平衡

用于修正环境光源的偏色问题，口腔摄影时一般将白平衡设为"闪光灯"模式。

比色照片拍摄方法

一、比色照片拍摄

1. 拍摄前准备

（1）取得患者知情同意。

（2）准备相关器材　如单反相机、SD 卡、比色板、黑色背景、三用喷枪头等。

（3）调整患者姿态　患者平躺于牙椅，将牙椅调节为 45°，患者双眼平视前方，关闭牙椅灯光，可采用比色光源或自然光。充分暴露目标牙齿，由患者或助手手持最接近目标牙齿的色板与目标牙齿呈切对切排列（图 7-7）。

（4）预先调节相机参数，打开闪光灯。

（5）调整拍摄者姿势。拍摄者应站在患者的右下方，稍扭转身体使相机与目标牙齿和比色板垂直（图 7-8 至图 7-10）。

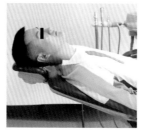

图 7-7　患者姿势

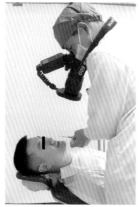

图 7-8　拍摄者姿势

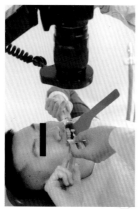

图 7-9　相机角度

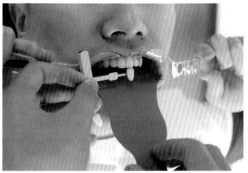

图 7-10 比色

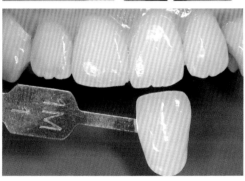

图 7-11 比色
照片构图

2. 构图 画面力求简洁，尽量只摄入目标牙齿与比色片（图 7-11），要求比色片完整，摆放正确，不遮挡目标牙齿，照片曝光度恰当。

比色照片拍摄错误示例见图 7-12 至图 7-16。

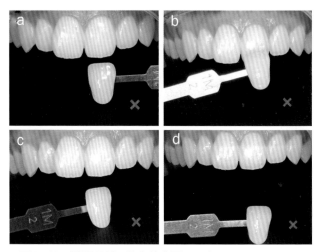

图 7-12　错误示例 – 比色片位置不正确

a. 比色片显示不全；b. 比色片距目标牙齿过近；c. 比色片与目标牙齿有角度倾斜；d. 比色片距目标牙齿过远

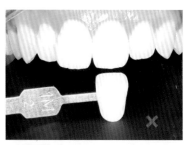

图 7-13　错误示例 – 照片曝光过高

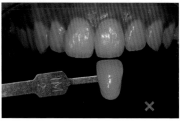

图 7-14　错误示例 – 照片曝光过低

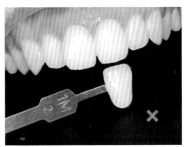

图 7-15 错误示例 - 取景偏斜

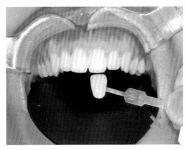

图 7-16 错误示例 - 取景杂乱

二、其他比色辅助照片

进行比色照片的拍摄时，不应只拍摄比色片与修复牙之间的影像，还应拍摄面部肖像、口外影像、口内影像等比色辅助照片，以帮助技工获得患者的年龄、皮肤颜色、面型以及口内各个牙齿的形态、颜色、相互位置以及相邻软组织的健康状态等信息进行综合判断，以达到良好的美学修复效果。常用比色辅助照片的拍摄要点总结如下（表 7-1）。

表 7-1　其他比色辅助照片拍摄要点

分类	拍摄要点	示例
面部肖像	1. 构图应包括整个面部全貌，画面下缘位于患者锁骨上方；上缘位于头顶上方 2. 面部中线应位于画面的垂直中线上 3. 画面中心应位于患者鼻根区域，采用竖式拍摄	
口外影像	1. 正面照中应包括完整的上、下唇部，鼻子和颊部不包括在内 2. 唇人中应位于画面的垂直中线上，上中切牙切端连线应位于照片的水平中线上 3. 画面中心应位于患者中切牙或唇红区域，采用水平式拍摄	图 7-17
全牙弓咬合影像	1. 口角拉钩手柄中央的位置应与咬合平面位于一条直线上，口角拉钩在画面的四角上均等配置 2. 上颌中线在垂直方向上平分图像，殆平面在水平方向上平分图像，使左右颊黏膜间隙均等，从正中到左右的牙齿数相等 3. 焦点应位于侧切牙区，水平式拍摄	图 7-18
颊侧咬合影像	1. 口角拉钩手柄中心应与口合平面在一条线上，殆平面在水平方向上平分图像，非摄影侧口角拉钩与前牙不接触，摄影侧口角拉钩尽可能打开，上下仅少量摄入唇部，以尖牙为中心，非摄影侧的中切牙、侧切牙到摄影侧最后一颗磨牙均应包含 2. 焦点应位于尖牙区，水平式拍摄	图 7-19
上下颌殆面影像	1. 上下颌全部牙齿的殆面，不应摄入拉钩以及握持反光板的手指 2. 图像在垂直方向上应被上颌腭中线或下颌舌系带平分 3. 焦点应位于前磨牙区，水平式拍摄	图 7-20

分类	拍摄要点	示例
前牙咬合影像	1. 包含双侧第一前磨牙之前，包括中切牙、侧切牙和完整的尖牙。不包括唇颊组织和口角拉钩的影像 2. 使上颌中线在垂直方向上平分图像，殆平面在水平方向上平分图像，使左右颊黏膜间隙均等，从正中到左右的牙齿数相等 3. 焦点应位于中切牙唇面，水平式拍摄	图 7-21
上下颌前牙影像	1. 应包含 2~6 颗前牙，中切牙位于照片中央，不显示对颌牙齿以及口唇和拉钩 2. 垂直方向上，牙弓中线或唇舌系带平分图像；水平方向上，水平中线平分中切牙牙冠 3. 焦点应位于中切牙，使用黑背景，水平式拍摄	图 7-22
1:1个别牙影像	1. 应包含以目标牙为中心的 0.5~1 颗牙齿，不显示对颌牙齿以及口唇和拉钩 2. 焦点应位于目标牙齿，使用黑背景，水平式 1:1 拍摄	图 7-23

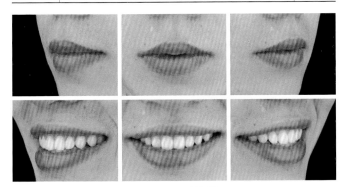

图 7-17　口外影像

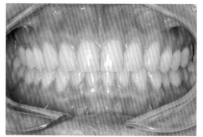

图 7-18 全牙弓咬合影像

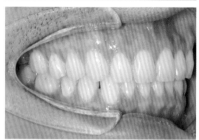

图 7-19 颊侧咬合影像

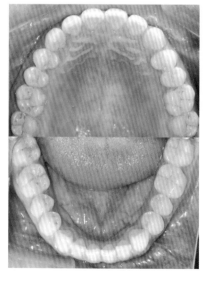

图 7-20 上下颌𬌗面影像

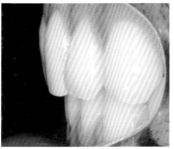

图 7-21　前牙咬合影像

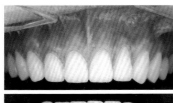

图 7-22　上下颌前牙影像

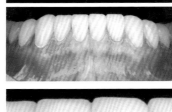

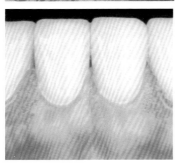

图 7-23　1 : 1个别牙影像

三、参数设置

各比色及比色辅助照片参数设置如表 7-2 所示。

表 7-2 拍摄参数设置

参数	面部肖像	口外影像	全牙弓咬合影像	颊侧咬合影像	上下颌牙弓殆面影像	前牙区咬合影像	上下颌前牙影像	1:1个别牙影像	比色影像
镜头	100定焦头、佳能或尼康等	100定焦头、佳能或尼康等	100定焦头、佳能或尼康等	100定焦头、佳能或尼康等	100定焦头、佳能或尼康等	100定焦头、佳能或尼康等	100定焦头、佳能或尼康等	100定焦头、佳能或尼康等	100定焦头、佳能或尼康等
光圈	F9-F13	F9-F13	F16-F24	F24-F28	F16-F20	<F24	<F18	<F28	<F11
快门	1/100-1/160	1/100-1/160	1/100-1/150	1/150-1/200	1/150-1/200	>1/125	>1/125	>1/125	1/90-1/125
ISO	ISO100-200	ISO100-200	ISO200-ISO800	ISO200-ISO800	ISO200-ISO800	ISO200-ISO800	ISO200-ISO800	ISO200-ISO800	ISO200-ISO800
相片风格	真实	真实	真实	真实	真实	真实	真实	真实	真实
白平衡	闪光灯	闪光灯	闪光灯	闪光灯	闪光灯	闪光灯	闪光灯	闪光灯	闪光灯
对焦点	中心	中心	中心	中心	中心	中心	中心	中心	中心
闪光灯	1/4-1/16	1/4-1/16	1/4-1/16	1/4-1/16	1/4-1/16	1/4-1/16	1/4-1/16	1/4-1/16	1/4-1/16

图像处理

临床上拍摄的比色照片有时因为光源、角度等原因，可能难以达到理想的构图标准，这时需要我们对比色照片进行后期处理，以获得满意的效果。

（一）图片导出

1. 数据线连接　使用数据线将相机和电脑相连接，将相机中的文件夹复制到电脑即可。

2. 读卡器　取出相机的存储卡，放入读卡器插槽，将读卡器连接到电脑，即可复制导出照片。

（二）图片处理

拍摄者的技术、有限的拍摄时间、病人的配合等因素会造成拍出的照片不尽完美，后期需要在保证图像真实性的条件下，对图像进行以裁减旋转为主的调整。

1. 软　件　Adobe Photoshop：简 称"PS"，是 由 Adobe Systems 开发的专业级图像处理软件，最新版本为 Adobe Photoshop 2022（截至 2021 年 11 月）。安装 Camera Raw 插件后可以在 PS 中打开编辑 RAW 格式文件。选择"编辑"—"首选项"—"Camera Raw"，可设定在处理 RAW、JPEF、TIFF 格式图像的时候默认用

Camera Raw 处理（图 7-24）。

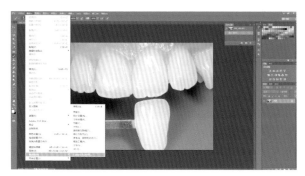

图 7-24　打开 RAW 文件

2. 图片检查

（1）构图：利用辅助线可检查图片是否存在扭转和偏斜。

（2）曝光量：可以通过肉眼或 PS 的色阶窗口（Ctrl+L）判断曝光量是否正常。例如直方图整体偏向色阶左侧，说明色彩偏暗（图 7-25）。

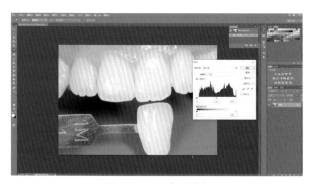

图 7-25　曝光量检查

（3）调整曝光量：向右滑动"曝光"滑块—RGB直方图颜色分布在坐标中段—完成。注意：为防止失真，JPG图片的曝光调整不超过正负一档，RAW文件不超过正负两档。

3. 旋转及翻转

（1）旋转："图像"—"旋转"（图7-26）。

（2）翻转："图像"—"水平翻转"/"垂直翻转"。用于采用反光板拍摄牙弓殆面影像。

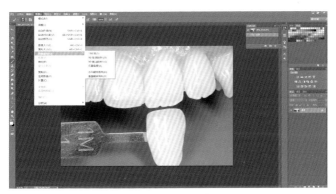

图7-26 图像旋转

4. 裁切"工具栏"—"裁切"

二合一："拉直"—长按鼠标左键—描水平面参考线—松开左键—软件自动旋转及裁剪—双击图片—完成（图7-27）。

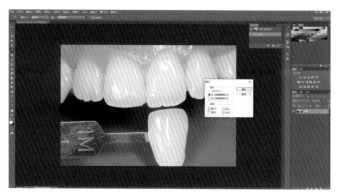

图 7-27　图像裁切

5. 背景优化　口腔摄影一般选用黑色背景，在背景板"褪色""反光"时，可运用"调色板""纯黑色"——黑色背景处应用"油漆桶"——"画笔"涂黑遗留色块，以获得纯黑色背景（图 7-28）。

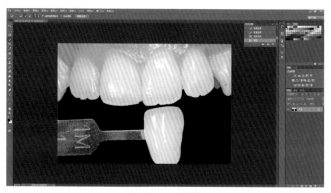

图 7-28　背景优化